LETTRE ET RÉPONSE.

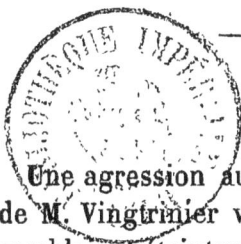

Une agression aussi peu convenable qu'inattendue de M. Vingtrinier vient rallumer des dissensions qui semblaient éteintes.

Malgré nos sentiments de réserve et nos désirs d'apaisement, nous avons dû faire une réponse à sa lettre insérée dans L'UNION MÉDICALE de Paris, le 22 mars dernier; ce sont ces deux documents que nous publions ici, et que nous croyons devoir soumettre à l'appréciation de nos confrères.

H. LEBRUMENT, J. BOUTEILLER, M. DELABOST.

Lettre de M. le Dr VINGTRINIER :

« Monsieur le Directeur et honoré Confrère,

« Permettez-moi d'avoir recours à votre bienveillante et juste intervention pour rectifier une erreur que l'Union Médicale a accueillie, sur la foi d'une personne mal informée ou mal inspirée.

« Admise dans un journal aussi digne de confiance que l'Union Médicale de Paris, cette erreur passerait pour vérité, au préjudice de ceux qu'elle concerne et de la science qu'ils ont voulu servir. Vous voudrez certainement, Monsieur le Rédacteur, admettre une réclamation qui rétablit les faits :

« 1° L'Union Médicale du 19 décembre 1865 a présenté un travail de M. le Dr Warlomont, de Bruxelles, sur la vaccination animale; l'auteur dit dans ce travail : « Je m'explique parfaitement les *échecs* qu'a subis la « vaccination animale à Rouen et ailleurs. » Cet article a été reproduit dans la *Gazette médicale de Lyon*.

« 2° Le feuilleton de l'Union Médicale (n° 144, p. 424) contient un article sur le même sujet; cet article, qui a été reproduit par le *Journal vétérinaire de Toulon* (t. V, p. 636), commence ainsi : « La vaccination « animale a subi à Rouen un double échec; dans « plusieurs cas, ce mode de vaccination a échoué, « et, à propos de ce fait, une *scission* s'est opérée « entre le président et les trois membres du Comité de « Vaccine, au point de provoquer la démission de « ceux-ci. Assurément, il n'y avait pas de quoi, et « l'on ne peut imputer ce fait grave et regrettable qu'à « un excès de susceptibilité de leur part. »

« Des expériences nombreuses de vaccination animale ont été faites sous mes yeux, toujours avec succès; il me sera facile de le prouver. Voici comment les choses se sont passées :

« Au début de l'épidémie de variole qui a désolé le département de la Seine-Inférieure (notamment Rouen,

Oissel, Elbeuf, le Havre), en 1864 et en 1865, le Comité de Vaccine fut invité par l'un de nos plus zélés vaccinateurs, M. le Dr Alfred Vy, d'Elbeuf, à aller chez lui pour y vérifier des pustules obtenues sur des chevaux et sur des vaches par le vaccin jennérien; depuis quinze ans, ce confrère pratique, chaque année, de semblables inoculations pour se procurer du vaccin; il inocule le cheval aux naseaux et la vache à la vulve.

« Vers le même temps, un autre médecin, M. Chilhaud, du Mesnil-Esnard, près Rouen, fit au Comité une invitation pareille; il inoculait le vaccin à des génisses, et, avec le produit de leurs pustules, il vaccinait les enfants.

« Cela se passait dans le courant de mars et d'avril 1864.

« Les membres du Bureau permanent du Comité de Vaccine, au nombre de quatre, se rendirent à ces invitations, accompagnés de M. Verrier, vétérinaire et membre du Comité. Après avoir constaté, ensemble ou séparément, que le vaccin passait avec succès de l'homme à l'animal, et qu'il retournait avec succès de l'animal à l'homme, les quatre représentants du Comité central de Vaccine crurent devoir recommander à tous les vaccinateurs du département la pratique des vaccinations animales, comme propres à fournir abondamment un vaccin pur, et comme étant d'une grande ressource en temps d'épidémie.

« J'ai l'honneur de vous transmettre, Monsieur le Rédacteur, un exemplaire de la circulaire officiellement signée par MM. Vingtrinier, Lebrument, Mery-Delabost et Bouteiller. Ces quatre signataires affirment ainsi que l'inoculation animale réussissait chez nous.

« Conséquemment à cette circulaire, plusieurs médecins ont inoculé le vaccin à des vaches et en ont retiré un vaccin qui a produit sur les enfants des vaccines parfaites. Je cite M. le Dr Marquézy, de Neufchâtel ; M. le Dr Duménil, médecin-directeur de l'Asile des aliénés ; M. le Dr Hellot, médecin en chef de l'Hospice-Général ; M. le Dr Duclos, médecin de l'Asile des jeunes détenues ; M. Fortin, de Canteleu, près Rouen ; M. Verrier, vétérinaire, qui soumit bon nombre d'animaux à cette expérience, dans sa ferme, près Rouen.

« Tous ces honorables confrères ont été étonnés de lire dans l'Union Médicale que l'inoculation animale avait échoué entre leurs mains, d'autant plus étonnés que c'est ce vaccin vaccal fourni par eux qui a défrayé les vaccinations publiques pendant l'épidémie, et que ce vaccin fut ainsi publiquement éprouvé.

« Plus tard, en avril 1865, le Comité de Vaccine ayant obtenu de l'obligeance de M. le Dr Lanoix une génisse inoculée par lui avec le cowpox de Naples, des inoculations de génisse à génisse furent faites de semaine en semaine par M. Verrier. Les médecins vinrent puiser à cette source et en vaccinèrent un grand nombre de personnes. Ces vaccinations par le procédé Napolitain ou par le procédé ordinaire nous ont aussi bien réussi que celles faites par nous antérieurement avec le virus vaccal. Le succès en a été si complet, que les quatre membres du Bureau permanent du Comité de Vaccine adressèrent à M. le Dr Lanoix une lettre de remercîment ainsi conçue : « Un de nos « collègues du Comité central de Vaccine, M. Verrier « aîné, vétérinaire départemental, s'est présenté chez « vous au nom du Comité ; vous avez bien voulu lui

« faire l'accueil le plus empressé, le conduire à
« Saint-Mandé, l'initier à tous les détails du procédé
« Napolitain, et enfin lui envoyer, quelques jours
« après, pour le Comité, une génisse inoculée par vous
« et portant du cowpox.

« *Toutes les personnes* vaccinées avec ce fluide
« l'ont été avec succès, et nous avons pu le reporter
« directement sur plusieurs autres génisses qui ont
« servi à de nombreuses vaccinations.

« Nous sommes heureux, Monsieur et très honoré
« Confrère, de pouvoir confirmer, par notre propre
« expérience, les faits que vous avez annoncés, et
« nous verrions avec plaisir, dans l'intérêt général,
« que l'on continuât des inoculations successives qui
« mettraient les médecins à même d'avoir toujours du
« cowpox.

« Par le talent et le zèle avec lesquels vous avez
« introduit, en France, la connaissance exacte et
« précise du procédé Napolitain, vous avez fait faire
« un pas à la prophylaxie de la variole ; par l'envoi
« d'une génisse au Comité de Vaccine de la Seine-
« Inférieure, vous avez rendu un service signalé à la
« population de ce département.

« Veuillez en recevoir, par notre organe, les remer-
« cîments du Comité tout entier, et agréez l'assurance
« de nos sentiments confraternels.

« Signé : Vingtrinier, Lebrument, Mery-Delabost,
« Bouteiller (rédacteur). »

« Cependant, une brochure rouennaise, intitulée :
*Vérité sur les inoculations animales et sur le procédé
napolitain*, a dit (en termes peu choisis) que nos expé-

riences ont fait *fiasco*, et que ceux qui les ont faites n'ont fait *qu'enfoncer des portes ouvertes*. Cette brochure est de la même main qui a rédigé et signé la lettre adressée à M. Lanoix. Que l'erreur soit involontaire ou intentionnelle, il y a donc erreur à dire que les inocu‐ lations animales ont subi chez nous un échec ; les deux actes officiels que je viens de citer (cette lettre et cette circulaire) le prouvent suffisamment.

« Je mets sous vos yeux, Monsieur le Directeur, deux opuscules présentés à notre Société de Médecine par M. le Dr Alfred Vy et par M. Verrier ; leurs affirma‐ tions et leurs réclamations s'ajoutent aux miennes.

« L'article à propos duquel je réclame parle aussi de la scission qui s'est produite dans le Bureau per‐ manent ; il lui donne pour cause un excès de suscepti‐ bilité. M. le Préfet aussi apprécia les choses de la sorte, et sa bienveillance s'y est en vain exercée.

. « Quoi qu'il en soit, le service n'a pas été mis en péril. M. le Préfet l'a confié au Conseil d'hygiène, au sein duquel une Commission permanente fonctionne ; cette Commission ne néglige pas les moyens de faire des inoculations animales, encouragée qu'elle est par les succès de l'année dernière, autant que préoccupée par le danger sérieux que l'Académie impériale de Médecine nous a révélé.

« Il m'appartenait, Monsieur le Directeur, de vous adresser cette réclamation comme ancien président du Bureau permanent du Comité de Vaccine et comme président actuel de la Commission permanente de Vaccine près le Conseil d'hygiène. Je ne dois pas laisser les honorables et zélés expérimentateurs de Rouen sous une prévention de maladresse ou d'incapacité.

« Comptant sur votre impartialité autant que sur votre amour de la science, je vous adresse mes remercîments et l'expression des sentiments de haute considération avec lesquels j'ai l'honneur d'être, etc.

« Dr VINGTRINIER,

« Médecin en chef des Prisons, Vice-Président du Conseil d'hygiène, Chevalier de la Légion-d'Honneur.

« Rouen, 29 février 1866 (*sic*). »

_____

Réponse de MM. LEBRUMENT, BOUTEILLER et DELABOST :

« *A Monsieur* Amédée LATOUR, *rédacteur en chef de* L'UNION MÉDICALE.

Rouen, le 24 mars 1866.

« Très honoré confrère,

« Une lettre de M. le Dr Vingtrinier, insérée dans le numéro du 22 mars de votre estimable journal, nous impose le devoir d'une rectification que votre impartialité ne refusera pas d'accueillir, nous en sommes convaincus.

« Sous l'apparence d'une question scientifique, la lettre dont il s'agit contient, en réalité, des attaques personnelles.

« En ce qui touche le débat scientifique, nous ne croyons pas avoir à répondre ici à M. Vingtrinier; nous n'avons, en effet, ni la mission de l'éclairer, ni la prétention de le convaincre. Nous ajouterons d'ailleurs que les faits contenus dans sa lettre sont tellement dénaturés, travestis, torturés, confondus, soit dans les époques citées, soit dans l'ordre et la manière dont ils se sont produits, soit encore dans les circonstances qui s'y rattachent, qu'il serait impossible, sans les discuter isolément, de les ramener à leur véritable signification. Ni la science, ni vos nombreux lecteurs n'auraient à en tirer aucun profit.

« Ce que nous devons affirmer, c'est que M. Vingtrinier nous prête, avec une insistance compromettante pour lui, des opinions qui n'ont jamais été les nôtres ; il éviterait sans doute bien des confusions si, moins préoccupé ou moins distrait, il prenait seulement le temps de lire *exactement* le titre des brochures dont il parle. Nous ajouterons, et nous ne serons en cela que l'écho du Corps médical rouennais, que, dans cette lutte inconsidérée qu'il a voulu engager contre nous, M. Vingtrinier a méconnu non-seulement les devoirs de la confraternité, mais encore les obligations spéciales que semblaient devoir lui imposer ses fonctions de président de l'Association des médecins de la Seine-Inférieure.

« M. le Dr Vingtrinier n'a pas craint de faire intervenir M. le Préfet de la Seine-Inférieure dans sa querelle et de revendiquer à son profit le témoignage de ce magistrat ; nous n'aurons pas le tort de le suivre sur ce terrain ; il nous suffira de lui opposer le démenti le plus absolu. Averti par les désagréments qu'il a subis dans la réunion du Conseil de salubrité, le 3 mars dernier, M. Vingtrinier, plus circonspect sans doute aujourd'hui, ne songerait pas à invoquer en sa faveur, à défaut de l'opinion de ses confrères, l'appui des personnes étrangères au Corps médical.

« Pour ce qui est de notre démission collective, elle était plus légitime que ne le suppose l'auteur de l'ar-

ticle inséré dans votre journal, et cité par M. Vingtrinier qui répète, sans correctif, cette erreur, quoique,
mieux que personne, il connaisse la vérité à ce sujet.
Nous n'avons pas été conduits à cette mesure par
une simple divergence d'opinions; c'eût été mon-
trer, en effet, trop de susceptibilité. Cette détermination nous était impérieusement commandée par le
souci de notre dignité, par les attaques injurieuses
dirigées contre nous à cette occasion, et l'hosti-
lité de parti pris que nous avons rencontrée dans
le président du bureau permanent du Comité, M. le
Dr Vingtrinier.

. . . .

« Veuillez agréer, Monsieur et très honoré confrère,
l'assurance de nos sentiments de profonde considération.

« Drs Lebrument, Bouteiller, Delabost. »

Nous ne pouvions songer à remplir les colonnes de
l'Union Médicale, de Paris, des détails d'une polémique
sans intérêt pour ses lecteurs de tous pays; mais un
certain nombre de nos confrères de la ville ou du département ont connu la plupart des incidents de la lutte
qu'il nous a fallu soutenir.

Nous tenons dès-lors à justifier à leurs yeux le pas-
sage de notre réponse où nous disons que les faits présentés dans la lettre de M. Vingtrinier sont *dénaturés,
travestis, torturés, confondus;* il suffit pour cela de
mettre, sans autre commentaire, en regard de ses

allégations la simple rectification des dates et des faits.

LEBRUMENT, BOUTEILLER, M. DELABOST.

**Extraits
de la lettre de M. Vingtrinier.**

Rectification.

—

... Voici comment les choses se sont passées :

Au début de l'épidémie de variole qui a désolé le département de la Seine-Inférieure (notamment Rouen, Oissel, Elbeuf, le Havre), en 1864 et 1865, le Comité de vaccine fut invité par l'un de nos plus zélés vaccinateurs, M. le Dr Alfred Vy, d'Elbeuf, à aller chez lui pour y vérifier des pustules obtenues sur des chevaux et sur des vaches par le vaccin jennérien; depuis quinze ans, ce confrère pratique, chaque année, de semblables inoculations pour se procurer du vaccin ; il inocule le cheval aux naseaux et la vache à la vulve.

Vers le même temps, un autre médecin, M. Chillaud, du Mesnil-Esnard, près Rouen, fit au Comité une invitation pareille ; il inoculait le vaccin à des génisses, et, avec le produit de leurs pustules, il vaccinait des enfants.

CELA SE PASSAIT DANS LE COURANT DE MARS ET D'AVRIL 1864.

Les membres du bureau permanent du Comité de vaccine,

L'épidémie de variole, après avoir ravagé Oissel, *débuta* à Rouen au mois d'*avril* 1864 ; elle sévissait déjà avec une grande intensité en août, septembre, octobre.

La première invitation faite par M. le docteur Alfred Vy est du 3 *novembre* 1864 ; le Dr Delabost, secrétaire du Comité de vaccine, s'y rendit *seul*.

La deuxième est du 21 *mars* 1865 ; le voyage fut effectué par MM. Vingtrinier, président du bureau permanent, Delabost, secrétaire, Verrier, membres du Comité, et P. Pivain, interne des hôpitaux de Rouen.

L'expédition au Mesnil-Esnard, sur l'invitation de M. Chillaud, fut faite par MM. Vingtrinier et Verrier (*aucun des trois autres membres* du bureau permanent n'ayant pu se rendre à cette invitation), à une époque intermédiaire à ces deux dates, vers la fin de *novembre* ou le commencement de *décembre* 1864.

La nomination de M. Verrier comme membre du Comité est du 5 novembre 1864.

au nombre de quatre, se rendirent à ces invitations, accompagnés de M. Verrier, vétérinaire et *membre du Comité.*

Après avoir constaté, ensemble ou séparément, que le vaccin passait avec succès de l'homme à l'animal et qu'il retournait avec succès de l'animal à l'homme, les quatre représentants du Comité central de vaccine *crurent devoir recommander à tous les vaccinateurs du département la pratique des vaccinations animales, comme propre à fournir abondamment un vaccin pur, et comme étant d'une grande ressource en temps d'épidémie.*

J'ai l'honneur de vous transmettre, Monsieur le Rédacteur, un exemplaire de la circulaire officiellement signée par MM. Vingtrinier, Lebrument, Méry-Delabost et Bouteiller. *Ces quatre signataires* AFFIRMENT *ainsi que l'inoculation animale réussissait chez nous.*

La *circulaire* en question est du 30 *septembre* 1864, ANTÉRIEURE A TOUTES LES CONSTATATIONS.

Elle se borne à dire :

§ III. « La proposition d'introduire l'usage du vaccin inoculé sur une génisse a été de nouveau présentée au Comité central, et des *expériences* dignes d'attention rendent très sérieuse cette proposition; c'est pourquoi MM. les vaccinateurs sont instamment priés de *répéter ces expériences* et de donner leur avis au Comité qui leur en saura bon gré et leur en tiendra bon compte.

. . . .

« La théorie des partisans de ce moyen serait que la vertu préservatrice du virus-vaccin est d'autant plus efficace et assurée, que son origine est moins éloignée de la source primitive prise sur la vache, et qu'en faisant repasser du vaccin par l'animal, on doit lui rendre sa première puissance.

« *Quoiqu'il en soit*, il *serait* bien commode et fort utile pour le vaccinateur de la campagne de pouvoir se procurer du vaccin pour ainsi dire à volonté, et en grande quantité, pour lui et pour ses confrères.

« S'il vous est possible, Mon-
« sieur et honoré confrère, de
« *répéter l'expérience* dont nous
« avons l'honneur de vous en-
« tretenir, veuillez en noter
« toutes les circonstances et en
« faire part au Comité central,
« *qui désire réunir les opinions*
« *de tous les praticiens les plus*
« *compétents pour en faire con-*
« *naître le résultat, s'il doit pro-*
« *fiter à la science et à l'huma-*
« *nité.* »

Conséquemment à cette circulaire, plusieurs médecins *ont*
inoculé le vaccin à des vaches
et en ont retiré un vaccin qui
a produit des vaccines parfaites.
Je cite M. le Dr Marquézy, de
Neufchâtel; M. le Dr Duménil,
médecin-directeur de l'Asile des
aliénés; M. le Dr Hellot, médecin
en chef de l'Hospice-Général;
M. le Dr Duclos, médecin de
l'Asile des jeunes détenues;
M. Fortin, de Canteleu, près
Rouen; M. Verrier, vétérinaire,
qui soumit bon nombre d'animaux à cette expérience, dans
sa ferme, près Rouen.

Tous ces honorables confrères
ont été étonnés de lire dans
l'*Union médicale* que l'*inocula-*
tion animale avait échoué entre
leurs mains, d'autant plus étonnés que c'est ce vaccin vaccal
fourni par eux qui a défrayé
les vaccinations publiques pendant l'épidémie, et que ce
vaccin fut ainsi publiquement
éprouvé.

Parmi les médecins que
M. Vingtrinier cite comme ayant
inoculé le vaccin à des vaches,
nous sommes en mesure d'affirmer qu'il en est *un* au moins
qui n'a jamais pratiqué cette
opération, et *trois*, sinon plus,
qui sont loin de partager l'en-
thousiasme de M. Vingtrinier
pour ce mode de vaccination;
il n'aurait pas eu tort de les
consulter à ce sujet avant de
mettre leurs noms en avant.

Nos honorables *confrères* ne
seront sans doute pas moins
étonnés de nous voir prêter par
notre agresseur *un langage que*
nous n'avons jamais tenu, que
de l'entendre dire que c'est leur
vaccin vaccal qui a défrayé les
vaccinations publiques.

Rétablir la vérité à ce sujet,
c'est n'enlever rien à leurs mé-
rites.

Dans la première séance de
vaccinations publiques à l'Hôtel-
de-Ville, le 7 décembre 1864,
on employa du vaccin en tubes
provenant des trois sources:

1° Du vaccin ordinaire fourni par plusieurs médecins ;

2° Du vaccin provenant d'une vache inoculée par M. Verrier ;

3° Du vaccin de vache donné par M. Chilhaud, et ayant déjà passé deux fois par l'animal.

A part cette première séance et quelques rares exceptions dans les suivantes, les vaccinations publiques à l'Hôtel-de-Ville furent toutes pratiquées *de bras à bras.* Les docteurs Le Brument, Bouteiller et Delabost peuvent être mieux renseignés à ce sujet que M. Vingtrinier qui s'est presque constamment abstenu de venir à ces vaccinations publiques.

Nous n'entendons pas parler, celà va sans dire, des 189 vaccinations ou revaccinations publiques, pratiquées du 4 avril au 14 juin 1865, avec les 14 genisses inoculées par le procédé Napolitain.

Le succès en a été si complet que les quatre membres du bureau permanent du Comité de vaccine adressèrent à M. le Dr Lanoix une lettre de remercîment ainsi conçue : « Un de nos « collègues du Comité central « de vaccine, M. Verrier aîné, « vétérinaire départemental, « s'est présenté chez vous au « nom du Comité ; vous avez « bien voulu lui faire l'accueil « le plus empressé, le conduire « à Saint-Mandé, l'initier à tous « les détails du procédé Napo- « litain, et enfin lui envoyer,

M. Vingtrinier persiste, malgré tout, à se servir contre nous de cette lettre à la rédaction de laquelle il avait d'ailleurs participé, ainsi que M. Verrier. Il sait cependant parfaitement qu'elle fut écrite comme une simple formule de politesse, et qu'elle n'avait pour but que de remercier M. Lanoix de l'envoi de la génisse inoculée. Car les membres du Comité ne pouvaient encore avoir une opinion formée sur des *expériences qu'on venait seulement d'entreprendre.*

« quelques jours après, pour le
« Comité, une génisse inoculée
« par vous et portant du cow-
« pox.

« *Toutes les personnes* vac-
« cinées avec ce fluide l'ont
« été avec succès, et nous
« avons pu le reporter direc-
« tement sur plusieurs autres
« génisses qui ont servi à de
« nombreuses vaccinations.

« Nous sommes heureux,
« Monsieur et très honoré
« Confrère, de pouvoir confir-
« mer, par notre propre expé-
« rience, les faits que vous
« avez annoncés, et nous ver-
« rions avec plaisir, dans l'inté-
« rêt général, que l'on continuât
« des inoculations successives
« qui mettraient les médecins
« à même d'avoir toujours du
« cowpox.

« Par le talent et le zèle avec
« lesquels vous avez introduit
« en France la connaissance
« exacte et précise du procédé
« napolitain, vous avez fait faire
« un pas à la prophylaxie de la
« variole ; par l'envoi d'une gé-
« nisse au Comité de vaccine de
« la Seine-Inférieure, vous avez
« rendu un service signalé à la
« population de ce département.

« Veuillez en recevoir, par
« notre organe, les remercî-
« ments du Comité tout entier,
« et agréez l'assurance de nos
« sentiments coufraternels.

« Signé : Vingtrinier, Le-
« brument, Méry - Delabost,
« Bouteiller (rédacteur). »

Que l'*erreur* soit involontaire

L'indication seule des dates,
que M. *Vingtrinier a omise*,
sans intention nous voulons le
croire, suffirait à le démontrer
de la manière la plus évidente.

La première séance de vaccination avec la génisse inoculée
et envoyée par M. Lanoix avait
eu lieu le 4 *avril* 1865 et ce fut
le 12 *du même mois* que fut
écrite la lettre de remercîment.

Il est exact que *toutes* les
personnes *vaccinées* dans la
séance du 4 avril, et revues par
les membres du Comité, le
11 avril (8 *personnes*, 7 enfants
de 1 mois à 3 ans, 1 homme de
41 ans), ont présenté des succès ; mais on eût conclu trop
vite à l'infaillibilité du procédé,
si telle eut été en réalité l'intention des signataires ; nous le
répétons, et cela se comprend
de reste, il ne s'agissait que
d'une question de politesse.

C'est sans doute un tort de
notre part d'avoir, avec une
confiance que nous avons lieu
de regretter, cédé aux sollicita-
tions de M. Vingtrinier dont
nous étions loin de soupçonner
le rôle ultérieur ; mais comment
qualifiera-t-on le procédé qu'il
emploie à notre égard ?

On vient de voir que la cirou *intentionnelle*, il y a donc erreur à dire que les inoculations animales ont subi chez nous un échec; les deux actes officiels que je viens de citer (cette lettre et cette circulaire) le prouvent suffisamment.

culaire a été étrangement travestie, et que la lettre adressée à M. Lanoix ne peut avoir la signification qui lui est attribuée.

Je ne dois pas laisser les honorables et zélés expérimentateurs de Rouen sous une prévention de maladresse ou d'incapacité.

C'est ici surtout que M. Vingtrinier se plaît, avec une intention trop évidente, à établir une confusion que nous n'avons *jamais* faite.

Jamais, en effet, nous n'avons émis d'opinion sur les expériences auxquelles ont pu se livrer nos honorables *confrères*; *jamais* nous n'avons mis en doute ni leur habileté ni leur savoir.

Nous n'avons fait (devrait-il être besoin de le dire?) *que combattre l'exagération des succès et des avantages invoqués en faveur du procédé Napolitain.*

Nous devons ajouter, en terminant, que, tout en répondant collectivement à une lettre qui nous attaque tous les trois, comme nous avons défendu en commun des idées que nous partagions, de même encore que nous avons été unanimes à prendre une détermination à l'occasion d'actes qui nous blessaient tous les trois également, nous entendons néanmoins conserver respectivement la responsabilité des opinions personnelles à chacun de nous.

H. Lebrument, M. Delabost, J. Bouteiller.

Rouen, le 6 mars 1866.

ROUEN. — IMP. H. BOISSEL.

www.ingramcontent.com/pod-product-compliance
Lightning Source LLC
Chambersburg PA
CBHW050409210326

41520CB00020B/6520